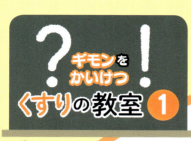

くすりってなに？

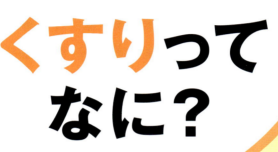
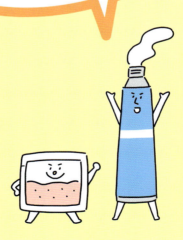

保育社
HOIKUSHA

目次

❶ くすりってなに？

PART 1　薬ってどんなもの？ ……… 11

- 薬は、人が元気でいられるようにサポートするものです ……… 12
- そもそも健康な体を支えているのは何？ ……… 14
- 自然治癒力が弱くなると、体はどうなる？ ……… 16
- 薬はどう働いて治療する？ ……… 18
- 治療の他に薬の役割ってある？ ……… 20
- COLUMN　世界初の予防接種 〜ジェンナーの発明〜 ……… 21
- 例えばこんなとき 薬を使う？ 使わない？ ……… 22
  - こんなときは使います ……… 24
  - こんなときは使いません ……… 26
  - 薬を使う、使わないはどう判断する？ ……… 28
- COLUMN　「病は気から」って本当!? ……… 30

PART 2　知ってる？ 薬の工夫 ……… 31

- 薬の種類が多いのには、ワケがあります ……… 32
- いろいろな種類があるのはなぜ？ ……… 34
- 内用剤・外用剤・注射剤、それぞれの特徴は？ ……… 36
- 内用剤には工夫がいっぱい ……… 38
  - 【内用剤の工夫●1】飲みやすさの工夫ってどんなこと？ ……… 39
  - 【内用剤の工夫●2】使いやすさの工夫ってどんなこと？ ……… 40
  - 【内用剤の工夫●3】効く速さの工夫ってどんなこと？ ……… 42
  - 【内用剤の工夫●4】効く時間・場所の工夫ってどんなこと？ ……… 44
  - 【内用剤の工夫●まとめ】こんなキミには、この薬！ ……… 46
- 外用剤にも工夫がいっぱい ……… 48
- COLUMN　薬をこんなふうに使うのはナシ！ ……… 50

この本を読む前に…… 4
この巻では、薬の基礎について学ぶよ！ 10
索引 76

PART 3　薬はどうやってつくられる？ 51
薬ができるまで 52
有効成分はどうやって探す？ 54
基礎研究では何をする？ 56
治験と人体実験のちがいは？ 57
国の審査って具体的に何？ 58
販売後も情報収集をするのはなぜ？ 59
ジェネリック医薬品ってどんな薬？ 60
● 薬の歴史 62
COLUMN 偶然の発見から生まれた薬 66

PART 4　薬と同じように使える？ 67
薬ではないので同じようには使えません 68
医薬部外品ってどんなもの？ 70
健康食品ってどんなもの？ 72
医薬品、医薬部外品、健康食品早見表 74

※この本の内容や情報は、制作時点（2017年11月）のものであり、今後変更が生じる可能性があります。

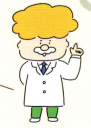

薬のことなら何でも知っている。薬剤師でもあるよ！
〉薬のハカセ〈

人の言葉を話すヘビのような、不思議な生き物。
〉ハカセの助手〈

この本を読む前に……

自分の体調や健康について考えてみよう。

今、体調はどんな具合？

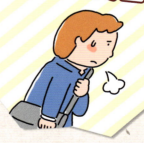

- おなかが痛い……
- 肌、スベスベ
- かゆい
- いい調子
- 眠い……
- めまいがする
- すっきりした気分

熱が出た！キミならどうする？

- 医師に診てもらう
- 特に何もしない
- 横になって休む
- 翌日の用事があるかどうかで対応を変える
- 薬を飲む
- 医師に診てほしいけど近くに医院がない……

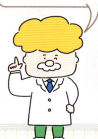

何が正解、不正解というわけではないよ。キミなりの答えを考えたら、次のページへGO！

前のページのように、体のことや、体調が悪いときにどうしたらよいかを考えることは、「セルフケア」の1つだよ。

セルフケアとは

自分の体調をコントロールし、健康を保つために何をしたらよいか考え、実行すること。体調の悪いときにはどう治すのかを判断し、軽い不調は自分で治します。

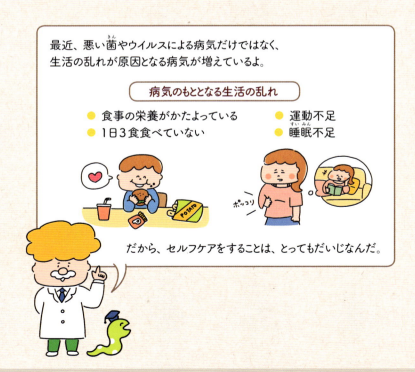

最近、悪い菌やウイルスによる病気だけではなく、生活の乱れが原因となる病気が増えているよ。

病気のもととなる生活の乱れ

- 食事の栄養がかたよっている
- 1日3食食べていない
- 運動不足
- 睡眠不足

だから、セルフケアをすることは、とってもだいじなんだ。

セルフケアって、こういうこと。

ふだんから体調のコントロールはばっちり！

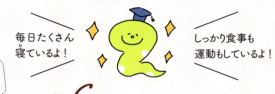

毎日たくさん寝ているよ！

しっかり食事も運動もしているよ！

でも、うまくできないと……

体調が悪くなる！	どう治すか自分で判断する！

 あれ？ なんだか バランスが悪いな 運動して バランス感覚を きたえよう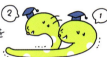

どこがおかしい？

 あれ？ なんだか しぼんじゃったな たくさん 食べよう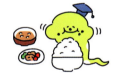

どうしたら治る？

 あれ？ しっぽが ちぎれかけてる！ 薬をぬろう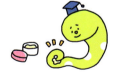

ほら、もとどおり

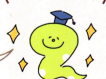

体も心も健康でいられるよう、セルフケアしていこう！

セルフケアの中でも、このように自分で薬を選んで使うことを、「セルフメディケーション」というよ。次のページでくわしく見てみよう。

「セルフメディケーション」＝「全部自分でやる」ではない!?

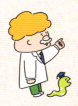

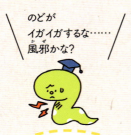

のどがイガイガするな……風邪かな?

具合が悪いときに自分で薬を選んで使うのがセルフメディケーション。でも、薬はまちがった使い方をすると、治すどころか、もっと悪くすることもあるよ。

だから必ず、医師や薬剤師に相談！　どんな薬がよいか、またその薬の使い方など、アドバイスをもらおう。わからないことをそのままにしたり、自分の思いこみだけで選んだり、使ったりしてはいけないよ。

ハカセ〜のどがイガイガするの。この風邪薬飲んでもいい?

こっちのほうが飲みこみやすいよ。それと、のどを冷やさないようにするといいよ。

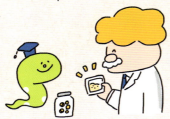

自分で薬を選んで使うといっても、ひとりですべてやるわけじゃない。医師や薬剤師に相談しながら判断して治すのが、セルフメディケーションなんだ。

どうやるの？ セルフメディケーション

ふだんからやっておくこと

1
自分の体のことをよく知り、日々の体調をチェックして、自分の健康状態を知る。

（体調チェックとは）
- ☐ 体重変化、気にしている？
- ☐ 自分の平熱、知っている？
- ☐ 便はちゃんと出ている？
- ☐ よく眠れている？

…など

2
健康や病気について、知識を身につける。

（知識とは）
- ☐ 体について知る
- ☐ 病気について知る
- ☐ 薬について知る

具合が悪くなったら

医師や薬剤師に相談してアドバイスをもらい、薬を選んで使う。

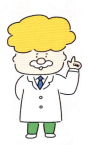

自分に合う薬を選んで正しく使うには、薬や体についての知識が欠かせないんだ。だから、この本で学んでいこう！

この巻では、薬の基礎について学ぶよ！

　薬はほんの小さなものですが、その中には、体に安全でよく効くように、さまざまな工夫がつまっています。そしてその工夫は、大昔から現代まで、人びとが研究や実験を重ねてきた、知恵の結晶です。この巻では「薬ってそもそも何だろう？」「薬の工夫って何だろう？」「健康によさそうなサプリメントは、薬じゃないのかな？」というような、シンプルな「？」を「！」して、薬の基礎を学んでいきましょう。

　　　　　　　　　　　　日本くすり教育研究所
　　　　　　　　　　　　加藤哲太

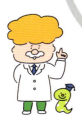

熱を下げる？

頭痛を治す？

PART
1

薬ってどんなもの？

予防する？

消毒する？

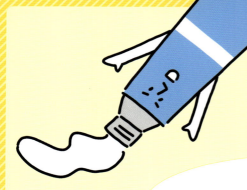

人が元気でいられるように

薬は、サポー

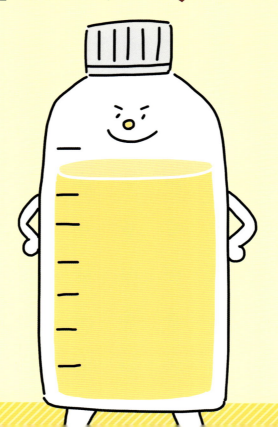

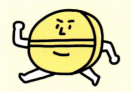
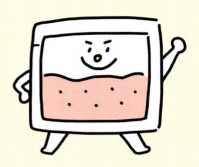

トするものです

「薬はケガや病気を治すもの」と思っていませんか？
じつは、ケガや病気を治すのは私たちの体自体。
薬はそんな体を助け、私たちをサポートしてくれています。

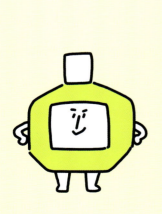
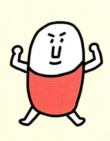
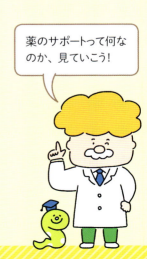

薬のサポートって何なのか、見ていこう！

① 薬ってどんなもの？

そもそも健康な体を支えているのは何？

人にはだれにでも、体をよい状態にしておこうとする「自然治癒力（しぜんちゆりょく）」という力があります。ふだん元気でいられるのは、この力のおかげです。

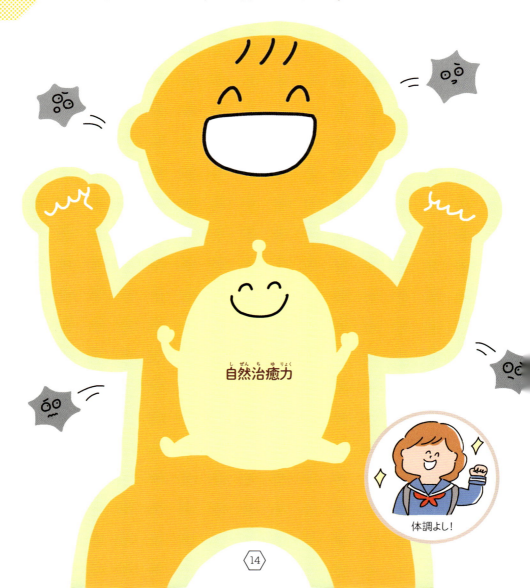

自然治癒力（しぜんちゆりょく）

体調よし！

自然治癒力の働き

少しせきが出たり、すり傷ができたりしたとき、知らないうちに治っていた、ということはありませんか？ それはまさに、自然治癒力が働いている証拠です。自然治癒力は、大きく分けて3つの働きをしています。

1 保つ

体の働きを正常に保ちます。熱が出たときに体温を下げようとする、運動したときに酸素不足にならないように呼吸を早くする、などは、この働きのおかげです。

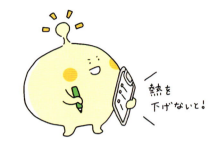

2 もどす

傷ついた部分をもとにもどします。すり傷や切り傷などの目に見える傷はもちろん、体の中の破れた血管や、傷ついた器官なども修復します。

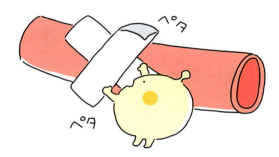

3 やっつける

体にとって悪いものをやっつけたり、追い出したりします。悪いものとはおもに、病気の原因となる細菌やウイルスで、これらは「病原体」と呼ばれます。

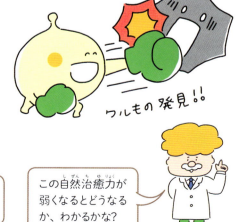

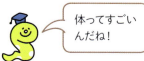

体ってすごいんだね！

この自然治癒力が弱くなるとどうなるか、わかるかな？

1 薬ってどんなもの？

自然治癒力が弱くなると、体はどうなる？

1 薬ってどんなもの？

自然治癒力が弱まってうまく働かなくなると、病気になったり傷が悪化したりして、体調が悪くなってしまいます。

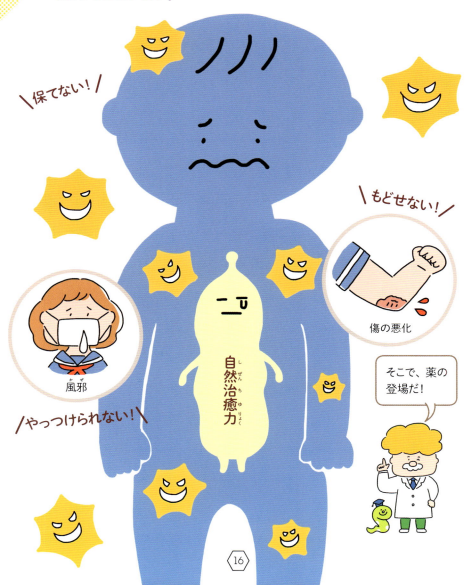

自然治癒力が弱いとき
活躍するのが薬！

薬は、自然治癒力が弱まって、体調が悪くなったときに使います。薬が働くことで自然治癒力が回復し、体はもとの健康な状態にもどります。

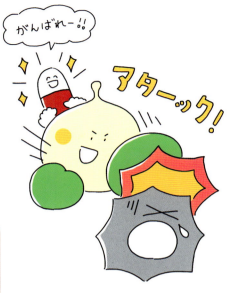

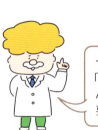

つまり、困ったときの「薬」なんだ。ふだんは、薬を使う必要はないんだよ。

① 薬ってどんなもの？

自然治癒力を保つには

薬に頼らないためには、病気やケガに負けない自然治癒力が必要です。ふだんから適度な運動、栄養バランスのよい食事、十分な睡眠を心がけ、自然治癒力をキープしておきましょう。

適度な運動　　　栄養バランスのよい食事　　　十分な睡眠

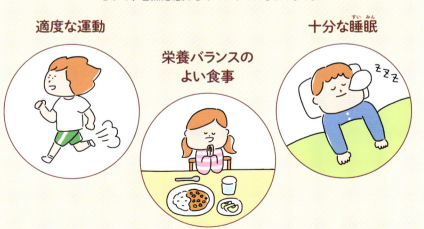

薬はどう働いて治療する？

薬の働きは2つのタイプに分けられます。病気によって起こる熱や痛みなどの症状を軽くするものと、病原体を直接やっつけるものです。

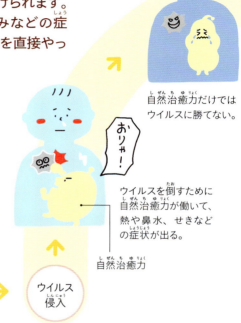

症状を軽くする

病気の症状を軽くすることで自然治癒力が回復し、病原体をやっつけられるようにします。症状が比較的軽く、ゆっくり悪化する病気には、このタイプの薬をよく使います。

風邪を例に見てみよう

病原体をやっつける

病原体を直接攻撃し、できるだけ早い段階で病気を食い止めます。症状が重くどんどん悪化する病気には、このように直接病気の原因をとりのぞく薬が使われます。

中耳炎を例に見てみよう → 細菌侵入 →

中耳炎は耳に細菌が入って増え、耳が痛くなったり、聞こえにくくなったり、熱が出たりする病気だよ。

1 薬ってどんなもの？

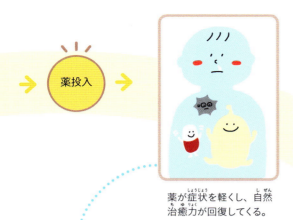

薬投入 →

薬が症状を軽くし、自然治癒力が回復してくる。

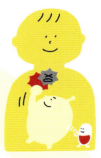

自然治癒力がウイルスをやっつける。

薬で症状を軽くして、自然治癒力で治す方法を対症療法というよ。

治る

このように薬で病気の原因をやっつける治療法は、原因療法というよ。

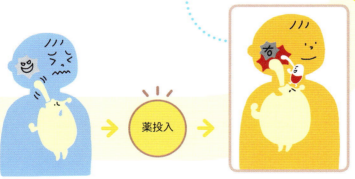

細菌の力が強く、自然治癒力ではかなわない。

薬投入 →

薬と自然治癒力が細菌をやっつける。

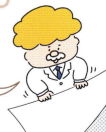

「治療」がいちばん大きな薬の役割だけど、じつは他の方法でも体をサポートしているよ。知っているかな？

① 薬ってどんなもの？

免疫をつけて予防

予防注射で使う「ワクチン」も、薬の一種です。ワクチンは、病原体の威力を弱めたり、なくしたりしたもので、注射すると、体がその病原体への対抗の仕方を覚えます。これを「免疫をつける」といいます。免疫がつくと、実際の病原体が侵入してきたときにもすぐに対処でき、病気にかからなくなるのです。

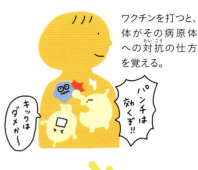

ワクチンを打つと、体がその病原体への対抗の仕方を覚える。

治療の他に薬の役割ってある？

病気にかからないように予防したり、病気があるかどうか、また、病気がどんな状態かを診断したりする役割があります。

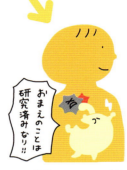

細菌やウイルスが侵入してきたとき、免疫がついているので、すぐにやっつけることができる。

臓器の形を見やすくして診断

診断する薬としてよく使われるのは、造影剤です。造影剤は、胃や腸など、体内の写真をとるときに飲む薬。臓器の壁にはりつくので、形が写真にくっきりと写り、診断しやすくなります。

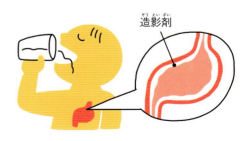

造影剤

薬はいろいろな方法で、ぼくらを助けてくれるサポーターなんだね。

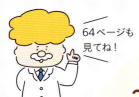

COLUMN
世界初の予防接種
～ジェンナーの発明～

今は当たり前となっているワクチンの予防接種は、18世紀のイギリスで、ひとりの医師によって誕生しました。

18世紀後半のイギリスでは、天然痘という伝染病が流行していました。天然痘は高熱が出て体中にブツブツができる病気で、大勢の人が亡くなりました。医師のエドワード・ジェンナーは「牛痘*にかかったことがある人は、天然痘にかからない」という農村の人々の話を手がかりに研究を進め、牛痘でできる「うみ」が天然痘の予防に関係しているのではと考えました。そこで1796年、少年に牛痘のうみを接種し牛痘を発病させ、治ったあとに天然痘のうみを接種してみたところ、少年は天然痘にはかかりませんでした。つまり牛痘でついた免疫が、天然痘に対しても働いたのです。

これが世界初の「ワクチン」となり、ワクチン接種による予防法はすぐに世界に広がっていきました。それから180年ほどたち、1980年、天然痘はWHO（世界保健機関）から「天然痘にかかる人がいなくなった」という「根絶宣言」が出されました。ジェンナーの発明によって、死に至るほどの病気が1つなくなったのです。

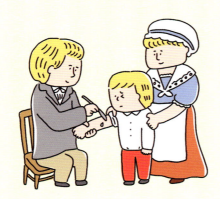

豆知識

「ワクチン（vaccine）」という名前は、ジェンナーの業績をたたえてラテン語の「雌牛（vacca）」からつけられています。

＊牛の天然痘。当時、牛の乳搾りの女性によく感染した病気ですが、人に発症しても軽い症状しか出ませんでした。

1 薬ってどんなもの？

＼ 例えばこんなとき ／
薬を使う？ 使わない？

薬は心強い味方だけど、あくまでも体をサポートするために使うもの。どんなときに使うのがよいのか、考えてみましょう。

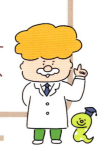

1 熱があり食事やトイレに起きるのもしんどい

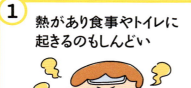

2 転んですりむいた

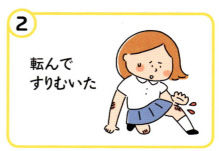

3 疲れがとれない

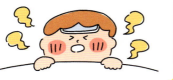

4 歯が痛くてごはんが食べられない

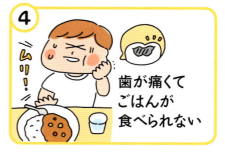

5 花粉症で鼻水とくしゃみが止まらない

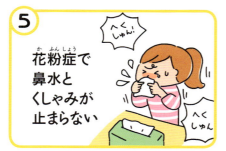

6 やせたい

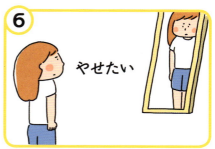

① 薬ってどんなもの？

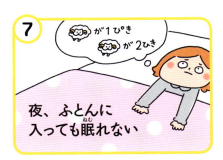
⑦ 夜、ふとんに入っても眠れない

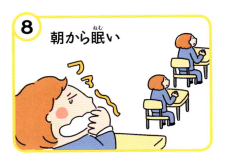
⑧ 朝から眠い

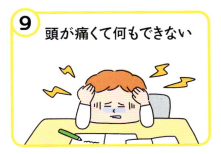
⑨ 頭が痛くて何もできない

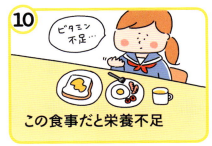
⑩ この食事だと栄養不足

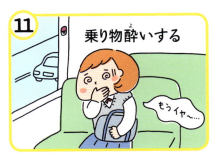
⑪ 乗り物酔いする

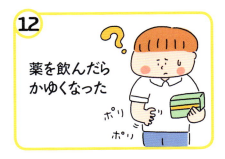
⑫ 薬を飲んだらかゆくなった

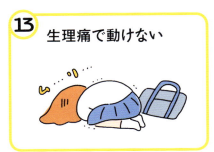
⑬ 生理痛で動けない

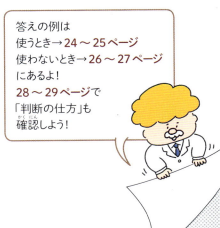

答えの例は
使うとき→24〜25ページ
使わないとき→26〜27ページ
にあるよ！
28〜29ページで
「判断の仕方」も
確認しよう！

1 薬ってどんなもの？

① 熱があり食事やトイレに起きるのもしんどい

薬を飲んで、ひとまず熱をおさえて体を楽にしよう。体が楽になったら、診療所に行って診察してもらうこと。薬で熱が下がっても、それは「治った」わけではないからね！

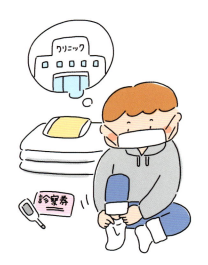

こんなときは 使います

原因を食い止めることができそうだったり、症状がひどかったりする場合は、薬を使って症状をおさえましょう。

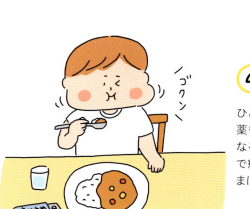

④ 歯が痛くてごはんが食べられない

ひとまず、ごはんを食べられるように薬を飲んで痛みを和らげよう。そしてなるべく早く歯科医院に行くこと。薬で痛みが和らぐからといって、そのままにしてはいけないよ。

① 薬ってどんなもの？

⑤ 花粉症で鼻水とくしゃみが止まらない

花粉症の薬を飲んで、鼻水やくしゃみをおさえよう。花粉症はアレルギーなので、そのあと医師に診察してもらおう。出かけるときはもちろん、マスクやめがねをつけるなどの対策を忘れずに。

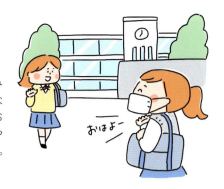

⑨ 頭が痛くて何もできない

頭痛薬を飲んで、痛みを和らげよう。ただ、頭痛薬は頭が痛くなったら飲む薬。「痛くなりそうな気がする」という不安があっても、実際の痛みがなければ飲んではいけないよ。

⑪ 乗り物酔いする

自分が乗り物酔いしやすいとわかっている場合は、事前に薬を飲んでおこう。また、「酔うかも……」と考えないで、乗り物を楽しむくらいの気持ちでいることも大切。

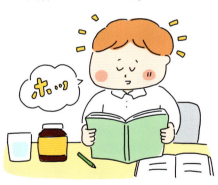

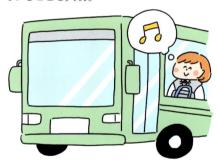

⑬ 生理痛で動けない

重い生理痛は、他のことが何もできなくなってしまうよね。そんなときは、薬を飲んでOK。ただ、頭痛薬と同じように、「痛くなりそうな気がする」だけでは飲まないようにしよう。

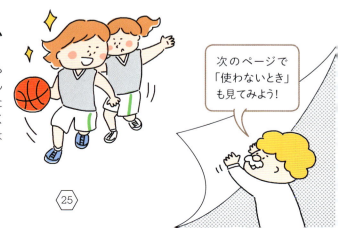

次のページで「使わないとき」も見てみよう！

薬ってどんなもの？

2 転んですりむいた

すり傷はまず、傷口を流水でしっかり洗うこと。傷がひどいときや、傷口によごれがついていてとれない場合は、消毒液で消毒するか、医師や薬剤師に相談しよう。

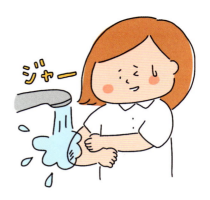

\こんなときは/
使いません

生活の乱れが原因の場合は、まず生活改善から。その他、軽い傷や、薬で体調が悪化したときも使いません。

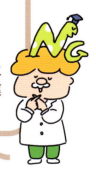

3 疲れがとれない

薬を飲んで乗り切りたくなるかもしれないけれど、まずリラックスする時間をとって、しっかり休むことが先だよ。思い切って気分転換をするのも、1つのやり方。

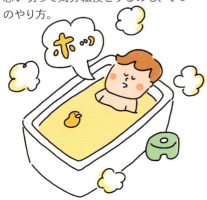

6 やせたい

適度な運動と、栄養バランスのよい食事をしていれば、体はきちんと引きしまるよ。極端に食事の量を減らしたり、サプリメントに頼ったりすると、かえって健康をそこなうこともあるよ。

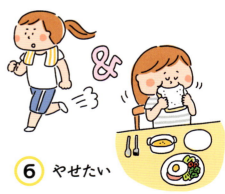

7 夜、ふとんに入っても眠れない

運動を十分にしていなかったり、寝る前にテレビやスマートフォンを見ていたりすると、眠れなくなってしまうよ。昼間にしっかり動いて夜は頭を休めれば、薬を使わなくても眠れるはず。

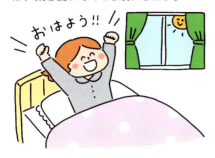

8 朝から眠い

夜ふかしをするなど、睡眠が足りていないと眠気はとれないよ。薬で眠気を振りはらったり、頭をはっきりさせたりするのではなく、まずは夜にきちんと寝るようにしよう。

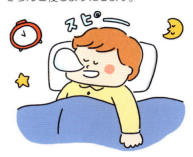

10 この食事だと栄養不足

栄養は、1回の食事で必要な量をカバーするのではなく、1〜2日で十分とれていれば問題ないよ。あわててサプリメントなどを使わなくても、そのあとの食事で補えばだいじょうぶ。

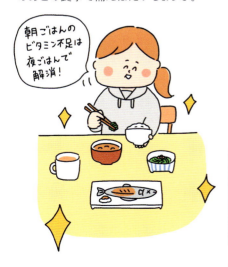

12 薬を飲んだらかゆくなった

薬を使ったあと、効き目以外の症状が起こったら、すぐに医師や薬剤師に相談しよう。その症状をおさえるために自己判断で別の薬を使うと、より症状が悪化してしまう可能性があるよ。

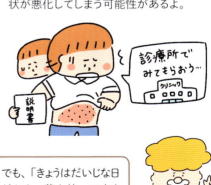

でも、「きょうはだいじな日だから、薬を使ってすぐに治したい！」というときもあるよね。そんなときは、薬剤師に相談しよう。

1 薬ってどんなもの？

① 薬ってどんなもの？

薬を使う、使わないはどう判断する？

前のページで答えの例を見てきましたが、体質や状況などで「正解」は変わるので、毎回、症状と状況を考えて判断することが大切です。

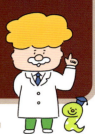

症状について考えよう

具合が悪くなったら、まず自分の症状を考えましょう。考えるポイントは3つあります。

1 原因は何だろう？

食べすぎ？ 緊張？ 原因がわかれば、薬で治るものなのか、生活を見直したほうがいいのかなどがわかります。どんな薬を使うのか考える材料にもなります。

2 どんなふうに悪い？

胃がシクシクする？ おなかの下のほうがギューッと痛い？ どんなふうに悪いかがわかれば、病気なのかどうかなど、判断する手がかりになります。

3 どのくらい悪い？

いつもどおりに活動できる？ 我慢すればなんとかだいじょうぶ？ それともまったく動けない？ 悪さの度合いは、すぐ薬を使うかにもつながる、重要な判断材料です。

自分の状況を考えよう

症状を考えたうえで、状況も考えてみましょう。すぐに治したいときは薬を使ったほうがいいかもしれないし、そうでなければ、ゆっくり休んでようすを見てもいいかもしれません。

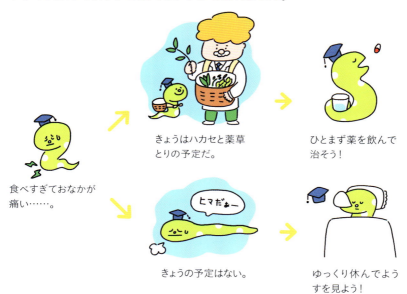

食べすぎておなかが痛い……。

きょうはハカセと薬草とりの予定だ。

ひとまず薬を飲んで治そう！

きょうの予定はない。

ゆっくり休んでようすを見よう！

薬の使いすぎには要注意！

薬の中には、使いすぎると体が薬に慣れて効き目が弱くなってしまったり、頭痛を起こしたりするものがあります。早く治そうとして決められた量よりもたくさん飲んだり、痛みが出る前に鎮痛剤を飲んだりするのは禁物。薬は決められた分だけ、鎮痛剤は痛くなってから、飲むようにしましょう。

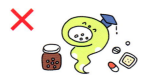

早く治したいからたくさん飲もう。

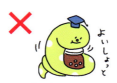

痛くなりそうだから飲んでおこう。

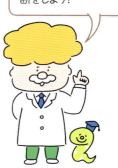

薬を使うか使わないかには、絶対の答えはないんだ。毎回よく考えて、そのときの自分にベストな判断をしよう！

① 薬ってどんなもの？

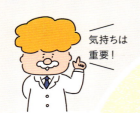

COLUMN
「病は気から」って本当!?

大昔、病気は呪文やおいのりで治ると信じられていました。でもこれは、あながちまちがいでもないのです。

近年の研究では、「これをすればだいじょうぶ」「これで治る」という気持ちになることが病気、特に痛みなどからの回復に関係するとわかってきています。

例えば、ある実験で、本物の薬とそっくりにつくった薬の入っていないカプセルを病気の人々に飲ませたところ、その人たちはそのにせものを本物の薬と思って飲み、実際に症状が改善した人がいました。一方で効き目があやしいと伝えて本物の薬を飲ませた人々では、薬の効果は弱まってしまいました。

また、医師が同じ症状の患者さんに対して「この薬でよくなりますよ」と言って薬を渡した場合と、「この薬が効くかどうかわかりませんが」と言って渡した場合だと、「よくなります」と言われた人のほうが症状が改善したという実験結果も出ています。

このように、「これで自分は治るのだ」と信じることができると、不思議と体は快方に向かっていき、逆に薬の効果を信じられないと、症状は改善しないことがあります。まだすべてが科学的に解明されたわけではありませんが、気持ちと体はつながっていて、病気を治すときには、「治る!」という気持ちをもつこともだいじなのです。

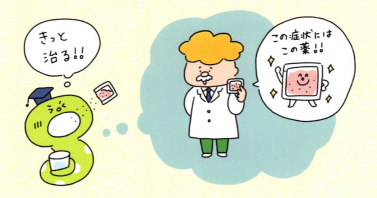

中にしかけが!?

はり薬が全身に効く!?

PART 2

知ってる？薬の工夫

なめれば効く!?

色にも意味が!?

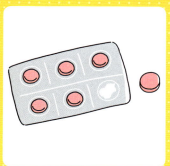
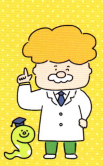
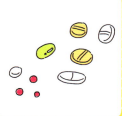

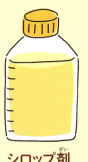

内用液剤
液状の薬。

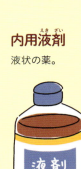

シロップ剤
あまいとろっとした液状の薬。

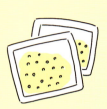

ドライシロップ剤
飲むときに水にとかして飲む粉状の薬。

散剤（粉薬）
粉状の薬。

顆粒剤
細かい粒状の薬。

薬の種類が多いのに

薬は、ほとんどが粉の形をしていますが、添加物と呼ばれるさまざまな成分を混ぜ、いろいろな形や色につくられています。そこには、薬の工夫がかくされています。

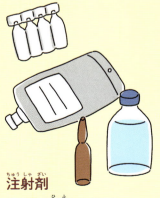

注射剤
注射器で皮膚や血管から体内に入れる液状の薬。

トローチ剤
口から入れ、飲みこまずにとかす薬。

坐剤
肛門から入れる薬。

吸入剤
粉状や液状の薬で、口から吸いこんで使う。

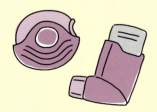

カプセル剤
液状や粒状の薬をカプセルにつめたもの。

錠剤
薬の成分をかたくまとめたもの。水で飲むものと、かみながらとかすチュアブル錠、だ液でとかして飲みこむ口腔内崩壊錠がある。

点眼剤（目薬）
目に使う薬。

塗布剤（ぬり薬）
軟膏やクリーム状のもの。皮膚にぬって使う。

は、ワケがあります

点耳剤
耳にさす液状の薬。

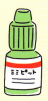

点鼻剤
液状の薬。鼻に垂らしたり、噴霧したりする。

外用液剤
脱脂綿などにふくませ、肌にぬって使う液状の薬。

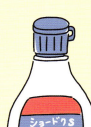

貼付剤（はり薬）
うすい布やプラスチックフィルムなどに薬がぬられたもので、皮膚にはって使う。

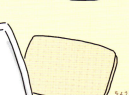

次のページから、ワケを探っていくよ！

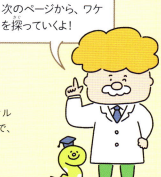

2 知ってる? 薬の工夫

いろいろな種類が あるのはなぜ?

薬には粉状、液状のように、さまざまな状態のものがあり、目的によっていろいろな種類に分けられています。

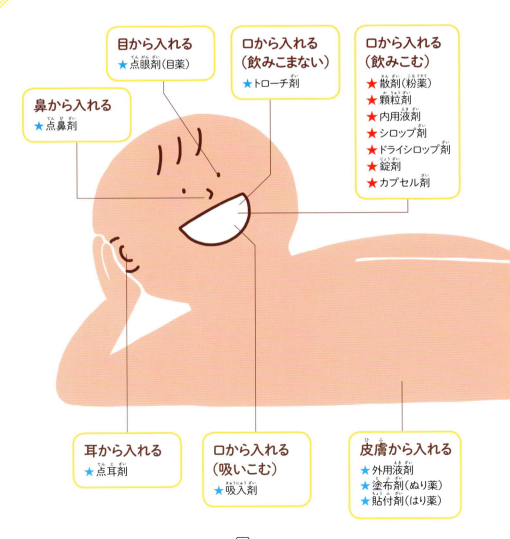

- 目から入れる
  - ★ 点眼剤(目薬)
- 口から入れる(飲みこまない)
  - ★ トローチ剤
- 口から入れる(飲みこむ)
  - ★ 散剤(粉薬)
  - ★ 顆粒剤
  - ★ 内用液剤
  - ★ シロップ剤
  - ★ ドライシロップ剤
  - ★ 錠剤
  - ★ カプセル剤
- 鼻から入れる
  - ★ 点鼻剤
- 耳から入れる
  - ★ 点耳剤
- 口から入れる(吸いこむ)
  - ★ 吸入剤
- 皮膚から入れる
  - ★ 外用液剤
  - ★ 塗布剤(ぬり薬)
  - ★ 貼付剤(はり薬)

いろいろな場所から体内に入れられる

　薬は、それぞれの場所に適した状態・形をしており、大きく分けると3種類あります。さまざまな状態や形は、体のいろいろな場所から体内に入れるための工夫です。口から飲みこむタイプの内用剤（飲み薬）、皮膚や粘膜から吸収するタイプの外用剤、注射して直接体内に入れるタイプの注射剤です。それぞれ、決まった場所に使うことで、効き目を現します。

もし適した状態や形ではなかったら……

ぬり薬が粉っぽかったら、くしゃみが止まらない！

内用液剤がネトネトしていたら、コップから落ちてこない！

など、いろいろ不便です。

2　知ってる？ 薬の工夫

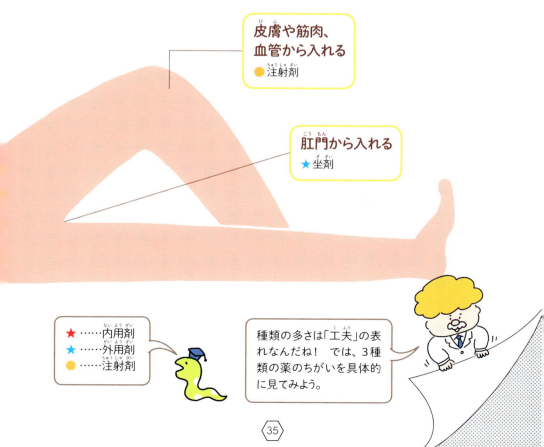

皮膚や筋肉、血管から入れる
● 注射剤

肛門から入れる
★ 坐剤

★……内用剤
★……外用剤
●……注射剤

種類の多さは「工夫」の表れなんだね！ では、3種類の薬のちがいを具体的に見てみよう。

2 知ってる？ 薬の工夫

内用剤・外用剤・注射剤、それぞれの特徴は？

体内への薬の入り方が異なると、患部（悪いところ）まで届くルートも異なります。どうちがうのか、見てみましょう。

胃や腸を通って全身をめぐる！ 内用剤

内用剤は口から入り、胃や小腸などの消化器官を通って体内に吸収され、血液にとけて、体中をぐるぐると何回もめぐります。途中に通る肝臓では、薬の一部分が化学変化して効き目がなくなります。残りの部分が患部に届き、効き目を現します。

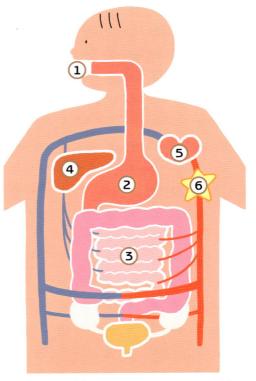

薬のルート

① 口　ここから入る

② 胃　液剤以外の内用剤はここでとける

③ 小腸　吸収され、血液にとける

④ 肝臓　一部分が化学変化する

⑤ 心臓

⑥ 患部*　到達して効き目を現す
　　　　その後何回も体中をめぐる
　　　　（④～⑥のくり返し）

＊イラストでは患部を左胸のあたりに記していますが、患部が体のどの部分であっても、薬のルートは変わりません。

体の表面からしみこむ！ 外用剤

外用剤は、皮膚や目の粘膜など、体の表面から吸収されます。ほとんどの外用剤はしみこんだ部分で効き目を現します。一部のはり薬には、血管まで到達して全身をめぐるものがあります（くわしくは48ページ）。

外用剤は、左ページのイラストでいうと、①〜⑤を通らず、患部のそばの皮膚や粘膜から体内に入るんだ。全身をめぐるものは、入った場所から血液にとけ、④〜⑥をくり返すよ。

直接体内へ！ 注射剤

注射剤は、針を通して皮膚や筋肉、血管に入ります。内用剤のように消化器官や肝臓を通らないぶん、速く効きます。また、外用剤と同じように、注射した部分で効き目を現すものと、血管まで到達して全身をめぐるものがあります。

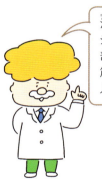

注射剤は、左ページのイラストの、患部のそばの皮膚や筋肉、血管に直接入るんだ。

内用剤、外用剤、注射剤のメリット・デメリット

	内用剤 〜消化器官経由〜	外用剤 〜皮膚・粘膜経由〜	注射剤 〜皮膚、筋肉、血管経由〜
メリット	・効く時間、場所を調節できる（くわしくは44〜45ページ）	・はり薬やぬり薬は、長い時間効く。また、体質に合わなければ使用途中でもやめられる	・速く効く
デメリット	・消化器官が弱っているときは使えない ・飲みこむ力がないと使えない	・はり薬は、肌があれることがある	・痛い ・値段が高い ・基本的に医療機関での使用に限られる

2 知ってる？ 薬の工夫

内用剤には工夫がいっぱい

すべて口から入れるものなのに、さまざまな形がある内用剤。それぞれの特徴を知り、自分に適したものを使いましょう。

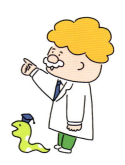

1 飲みやすさ
使う機会が多いので、だれもが飲みやすいものを選べるように、種類がいろいろあります。

2 使いやすさ
外出先でも飲みやすいように、薬自体やパッケージにも、便利な工夫があります。

3 効く速さ
形によって体内へ吸収される速さが変わるので、速く効くもの、ゆっくりと効くものがあります。

4 効く時間・場所
薬の中にしかけをして、効く長さや場所をコントロールしているものがあります。

色にもワケがある!?

薬のカラフルな色合いには、3つのワケがあります。

1 飲みまちがいを防ぐ
色で薬を見分けられるようにしています。

2 劣化を防ぐ
着色料が薬を光から守っています。

3 飲みやすくする
おいしそうに見えるような色にしています。

内用剤の工夫 ● 1
飲みやすさの工夫ってどんなこと?

大人でも子どもでも、老人でも赤ちゃんでも飲めるように、味や大きさが考えてつくられています。

2 知ってる? 薬の工夫

おいしさ追求!

薬の味は基本的に苦いものが多いので、もとの薬の味を感じないような工夫がされています。

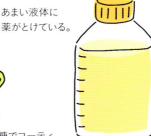

シロップ剤
あまい液体に薬がとけている。

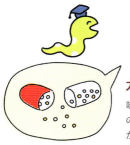

カプセル剤
味のしないカプセルの中に粒や液状の薬が入っている。

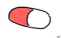

糖衣錠
錠剤が砂糖でコーティングされている。

飲みこみやすさ追求!

粉だとむせてしまう人、錠剤だとのどにつまってしまう人。飲みこみやすさも選べるよう、いろいろな形があります。

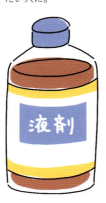

内用液剤
飲み物のように飲みたい人に。

粉薬
大きな粒を飲みこめない人に。

顆粒剤
大きな粒を飲みこめず、粉薬だとむせてしまう人に。

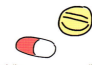

錠剤・カプセル剤
粉薬だとむせてしまう人に。

2 知ってる？ 薬の工夫

内用剤の工夫 ●2
使いやすさの工夫ってどんなこと？

家で、学校で、電車を使った移動中でなど、いろいろな場所・状況で使えるように、工夫されています。

持ち運びやすさ追求！

1日に数回飲む薬は、外出先で飲むことも多いもの。そんなときにもかさばらず、保管しやすいようにつくられています。

内用液剤を持ち歩くのは、大変だもんね！

錠剤・カプセル剤
特にシート状になっているタイプは、コンパクトにしまえる。

粉薬・顆粒剤・ドライシロップ剤
ぺったんこなのでかさばらず、つぶれる心配もない。

水なしで飲める便利さ追求！

錠剤の中でも、チュアブル錠や口腔内崩壊錠は、薬を飲みたいのに水がなくて飲めない！という事態を防ぐためにできた錠剤です。

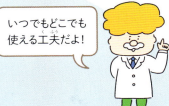

いつでもどこでも使える工夫だよ！

口腔内崩壊錠
・飲みこむ前に口の中のだ液でとけるので、水なしで飲める！
・水ありでも飲める！

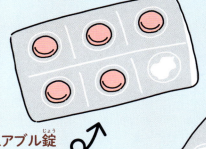

チュアブル錠
・なめてもよし！
・かんでもよし！
・水なしで飲める！
・水ありでも飲める！

口腔内崩壊錠は、大きな粒を飲みこみづらい人が、使える工夫でもあるね。

薬の入れ物にも工夫がある⁉

ふだん何気なく取り出して使っている薬ですが、その容器やパッケージにも、工夫がかくれています。どんな工夫があるか、探してみましょう。

例えば……

色がついているのは、光が当たって薬が変形したり、劣化したりするのを防ぐため。

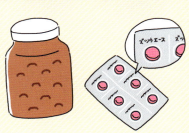

薬の名前がびっしり書いてあるのは、シートを切り離しても何の薬かわかるようにするため。

---

2 知ってる？ 薬の工夫

2 知ってる？ 薬の工夫

内用剤の工夫 ● 3

効く速さの工夫ってどんなこと？

薬の効く速さは、体内に吸収される速さで変わります。効き目を速くしたい薬は、吸収されやすい形になっています。

とける速さを追求！

口から飲む薬である内用剤は、胃でとけやすい形のほうが速く効きます。液状の薬はそもそもとける時間がかからないため、速く効きます。錠剤やカプセル剤は胃でとけるのに時間がかかるため、他の薬に比べると効くのがややおそくなります。

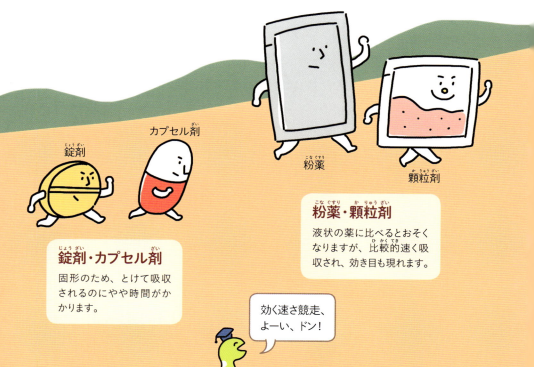

錠剤・カプセル剤
固形のため、とけて吸収されるのにやや時間がかかります。

粉薬・顆粒剤
液状の薬に比べるとおそくなりますが、比較的速く吸収され、効き目も現れます。

効く速さ競走、よーい、ドン！

2 知ってる？ 薬の工夫

速さは形によって変わるけれど、何時間も差が出るわけではなく、数十分くらいの差だよ。

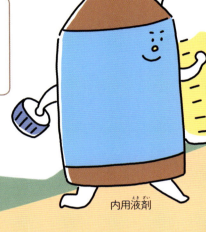

内用液剤

シロップ剤

内用液剤・シロップ剤・ドライシロップ剤

液体なので、速く吸収され、効き目もすぐに現れます。

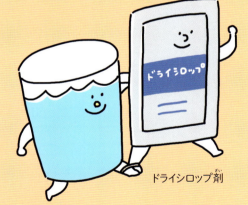

ドライシロップ剤

飲んだらすぐに効く!?

内用剤は、たとえいちばん効くのが速い液状の薬であっても、飲んですぐに効くわけではありません。痛み止めの薬などはだいたい30分後、1日に何回も飲むような薬は2時間後くらいに効き目が出ます。すぐに効き目が出なくてもあわてず、休みながら待ちましょう。

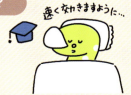

速く効きますように…

2 知ってる？ 薬の工夫

内用剤の工夫 ● 4
効く時間・場所の工夫ってどんなこと？

カプセル剤や錠剤の中には、特別なしかけをして、効く時間や場所をコントロールしているものがあります。

効き目の長さを追求！

1つの薬の中にとける時間が異なる薬を入れることで、時間差で薬がとけ、効き目が長くもちます。例えば、1日3回飲まないと効き目がもたなかった薬が、1回飲むだけで1日中効くようになります。

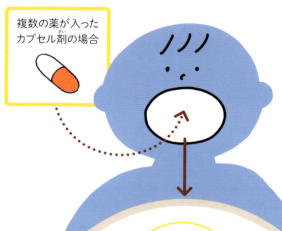

複数の薬が入ったカプセル剤の場合

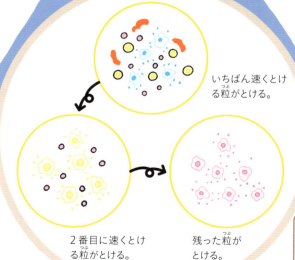

いちばん速くとける粒がとける。

2番目に速くとける粒がとける。

残った粒がとける。

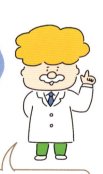

外出時に持ち歩かなくて済んだり、飲み忘れも減ったりと、便利だよ！

しかけを見てみよう

カプセル剤や錠剤は、中に複数の薬を入れたり、特別なコーティングをしたりすることにより、とける時間や場所のコントロールができるようになっています。

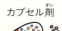
カプセル剤
複数の薬が入っている

錠剤の断面
複数の薬が層になっている

特別なコーティングをしている

2 知ってる？ 薬の工夫

とける場所を追求！

多くの薬は胃でとけますが、胃でとけると効き目がなくなったり、胃をあらしたりする薬があります。そこで、胃ではとけずに腸でとける成分で薬をコーティングすることで、薬が腸でとけ、効き目を現すようにしています。

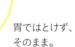
特別なコーティングをした錠剤の場合

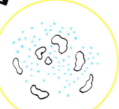
胃ではとけず、そのまま。
腸でとける。

例えば便秘薬は大腸で効いてほしい薬だから、胃ではとけないようになっているよ。

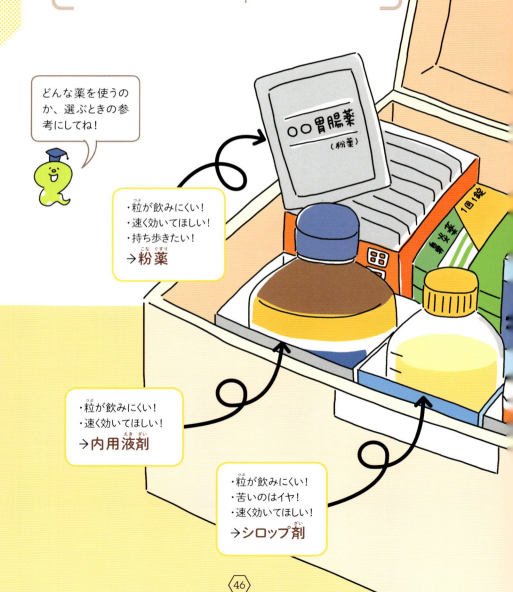

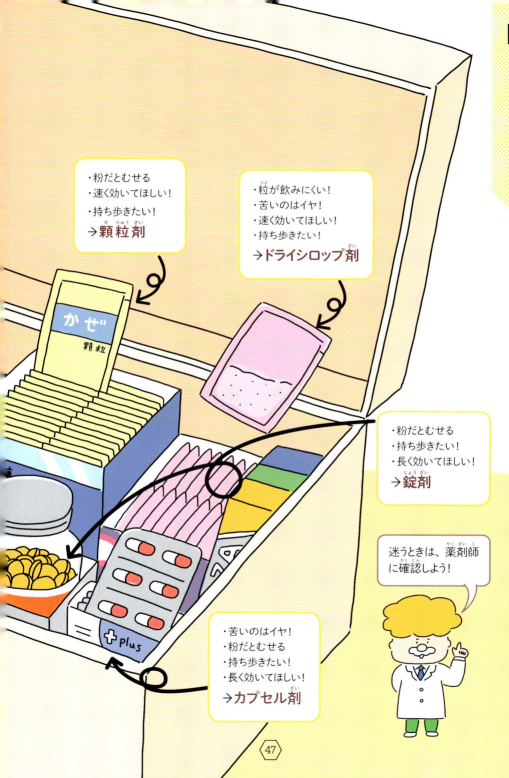

2 知ってる？ 薬の工夫

外用剤にも工夫がいっぱい

外用剤は、体のさまざまな場所に使うので、内用剤に負けず、工夫があります。その中のいくつかを見てみましょう。

外用剤も全身をめぐって効く!?

外用剤の多くは、皮膚や粘膜からしみこみ、その部分で効きます。しかし、一部のはり薬などは、血管までしみこんだあと、血液にとけて全身をめぐり、患部に到達して効きます。

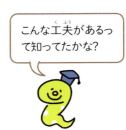

こんな工夫があるって知ってたかな？

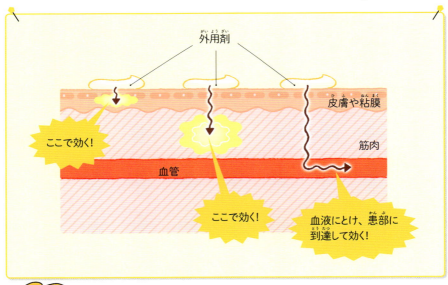

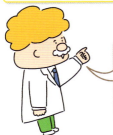

ものを飲みこむのが困難で、内用剤を使うのが難しい場合は、全身をめぐる外用剤で、同じように治療できることがあるんだ。

使う場所や効き目で使い分ける!?
ぬり薬・はり薬

　ぬり薬やはり薬には、いくつか種類があります。体のどこに使うか、肌はどんな状態かなどによって、いちばんよく効くものを選びましょう。

2 知ってる? 薬の工夫

ぬり薬

軟膏
肌への刺激……少ない
形状……ベトベト
★皮膚の保護に向いている

クリーム
肌への刺激……ややあり
形状……のびやすい
★しみこみやすく、乾燥したところに向いている

ローション
肌への刺激……あり
形状……サラサラ
★頭皮にも使える。しみこみやすく、効き目が速く出るが、効く時間は短い

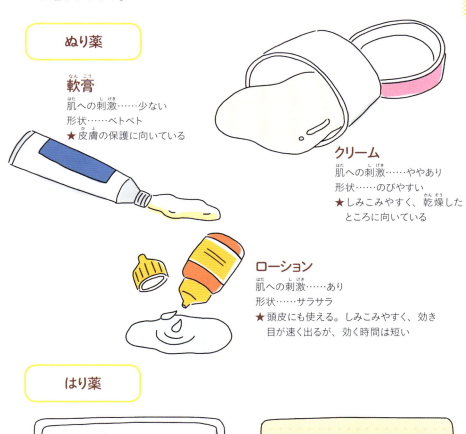

はり薬

パップ剤
いわゆる「湿布」といわれるもの。肌への刺激が少ないが、分厚く、水分を含んでいるためはがれやすい。

テープ剤
うすい素材なので肌によくくっつき、はがれにくいが、肌あれを起こしやすい。薬の効き目はパップ剤よりも速く出る。

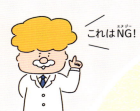
これはNG!

ぼく、こんなことしないよ!

COLUMN
薬をこんなふうに使うのはナシ!

薬に種類がたくさんあるのは、さまざまな工夫の表れ。
そのため、薬はその形のまま、使わなければなりません。

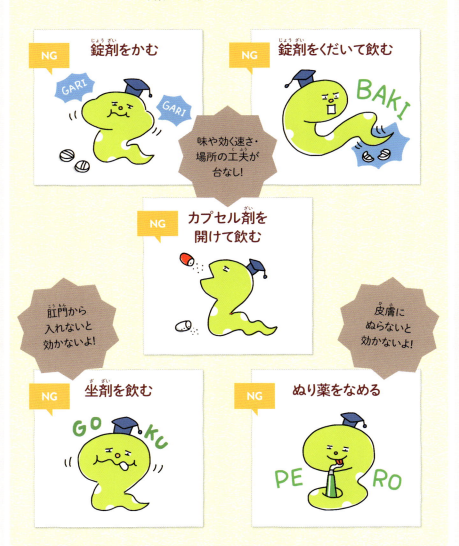

NG 錠剤をかむ

NG 錠剤をくだいて飲む

味や効く速さ・場所の工夫が台なし!

NG カプセル剤を開けて飲む

肛門から入れないと効かないよ!

皮膚にぬらないと効かないよ!

NG 坐剤を飲む

NG ぬり薬をなめる

効き目を試す……？

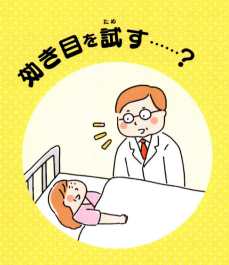

煮る……？

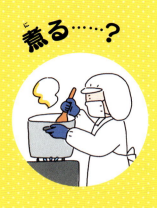

PART ③

薬はどうやってつくられる？

実験する……？

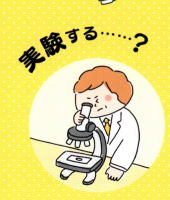

工場で大量生産……？

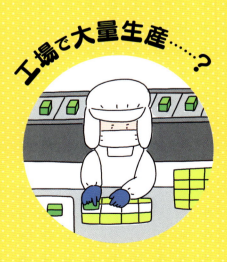

薬ができるまで

薬は、多くの人がたずさわり、チェックにチェックを重ね、膨大なお金と年月をかけて、できあがります。

- 新薬開発の成功率 ▶▶▶ 約2万5千分の1
- 新薬開発の費用 ▶▶▶ 数百億～1千4百億円
- 新薬開発にかかる時間 ▶▶▶ 9～16年

出典：『てきすとぶっく製薬産業 2016-2017』
日本製薬工業協会広報委員会編　医薬出版センター発行　2016年

ぼくたちが使っている薬は、こんなに長い道のりを経て、つくられているんだよ。

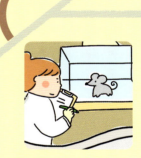

1 有効成分を探す　2～3年

▶54～55ページ

病気に効く物質（有効成分）を探し、候補を出します。

4 国の審査 　約1年
▶58ページ

厚生労働省が基礎研究や治験などの情報をもとに審査します。

3 治験 　3〜7年
▶57ページ

基礎研究で改良したものを人間に使い、効き目や安全性を確認します。

2 基礎研究 　3〜5年
▶56ページ

効き目や安全性について、動物などでさまざまな試験をし、改良していきます。

完成！

販売したあとも情報収集
▶59ページ

薬を実際に使った人から、効き目や安全性の情報を集めます。

ジェネリック医薬品
▶60〜61ページ

最初にできた薬と有効成分や効き目、安全性が同様の薬が、別の会社で新たにつくられます。

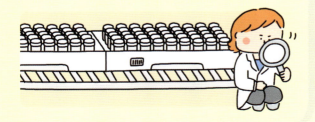

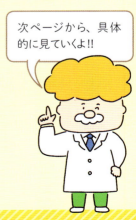

次ページから、具体的に見ていくよ!!

③ 薬はどうやってつくられる？

有効成分はどうやって探す？

病気に効く物質を有効成分といいます。薬の研究者は、まずどんな薬があれば治療に役立つか考え、有効成分を探していきます。

1 病気の調査

病気の症状を治したい、苦しさを軽くしたいなど、病気の人がどのようなことを望んでいるのかをくわしく調べます。

また、その病気のしくみについても研究をし、どのような効き目の薬があれば治療に役立つのかを考えます。そして、どんな薬をつくるのか、イメージをかためます。

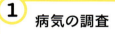

2 候補を探す

有効成分は、人類の長い歴史の中で、何万種も発見されています。その中から、イメージにそった有効成分を探していきます。今まで集めてきたデータを検索するのはもちろん、有効成分を含んでいそうな植物や微生物などを探して、海外まで行くこともあります。

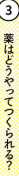

3 薬はどうやってつくられる?

3 候補をしぼる

探した有効成分の候補の中で、イメージに合うものをしぼりこんでいきます。安全性や体内への吸収のされ方、血液にとけて全身をめぐるようすなど、それぞれの分野の専門家が試験をします。そして、すべての分野の中でいちばん結果がよかったものを選び出します。

どんなものにも有効成分は含まれている!?

有効成分は、大昔から植物や鉱物をはじめ、カエルやヘビの毒、カビなど、さまざまなものから見つけられてきました。現代の多くの薬は、これらを化学的に加工したり、他の材料から同じ成分をつくったりしてできています。

植物　鉱物

微生物

動物

化学物質

③ 薬はどうやってつくられる?

④

薬効薬理試験
【効き目】

　どのくらいの量を使えば効き目が出るのか、どのような方法で使うのがよいかなどを研究します。環境や条件を変えて、何度も試験を行います。

安全性試験
【安全性】

　使ったときに問題がないか、どんな副作用*があるかなどの安全性を調べます。体の働きや細胞、遺伝子への影響など、さまざまな角度から確認します。

物性試験
【とけやすさ・安定性】

　水や脂でとけるかどうかや、とける量などをチェックします。また、すぐにこわれたり変質したりしないか、温度や湿度、光などの環境を変えて調べます。

薬物動態試験
【体内での動き】

　体内にしっかり吸収されるかどうかなど、体の中での動きを調べます。また、他の薬といっしょに使ったときの影響も考え、改良していきます。

＊薬本来の働き以外の働きのこと。好ましくない作用であることが多い（くわしくは2巻34ページ）。

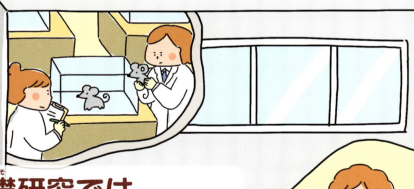

基礎研究では何をする?

人工的に増やした人間の細胞や、動物を使ってさまざまな試験をし、選び出した有効成分が薬として使えるように改良していきます。

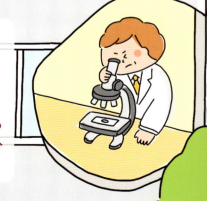

56

治験と人体実験の
ちがいは？

治験では、基礎研究で改良したものを人間に使用して効き目などを確認します。誤解されがちですが、人体実験ではありません。

③ 薬はどうやってつくられる？

5 参加者の同意のもと行う

治験は、参加者の同意を得て行われる試験で、本人の意志に関係なく行われる人体実験とは異なります。参加者は、参加する治験の内容や副作用のリスクなどの説明を受けたうえで、参加・不参加を決めることができます。また、治験の途中でやめることも可能です。

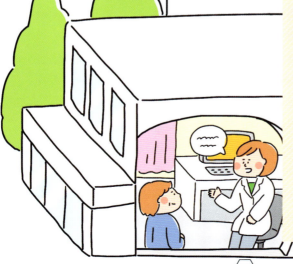

治験は3段階に分かれている

第1相	少数の健康な大人が対象。安全性、体内でのようすを調べる。
第2相	少数の患者が対象。安全性や効き目、薬の使い方を調べる。
第3相	多数の患者が対象。安全性や効き目、薬の使い方の最終確認を行う。

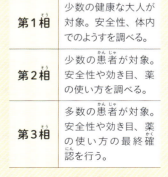

③ 薬はどうやってつくられる？

国の審査って具体的に何？

治験が終わると、新しい薬として承認してもらえるよう、国に申請します。厚生労働省がこれを審査し、審査を通ると、ようやく薬の完成です。

6 専門家による審議会

「薬事・食品衛生審議会」という、医学・薬学・獣医学・統計学の専門家による審議会があります。基礎研究や治験の資料をもとに、薬としての品質や効き目、安全性を慎重に確認します。

7 厚生労働大臣の承認

薬事・食品衛生審議会の審議の結果にもとづき、厚生労働大臣が、新しい薬として承認するかどうかを決めます。承認されると、ついに薬の完成となり、販売することができるようになります。

8 完成！

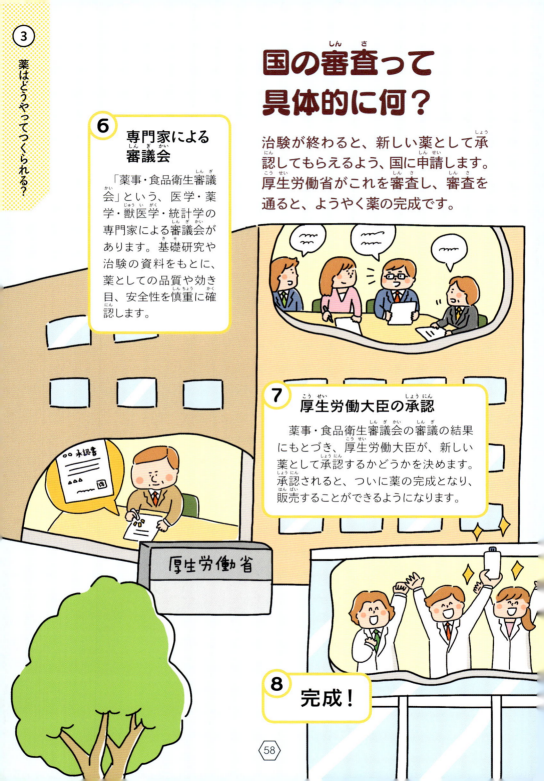

3 薬はどうやってつくられる？

9 いろいろな人が薬を使う

薬が販売されると、子どもや高齢者、妊婦や他の薬を使っている人なども、薬を使うようになります。

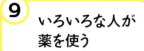

10 データを収集する

薬を使った人は、どう効いたか、どのような不具合があったかなどを、薬剤師や医師に知らせます。薬剤師や医師は、研究者にその情報を伝えます。

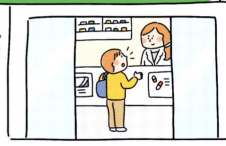

販売後も情報収集をするのはなぜ？

薬の効き方は人の体質などによって変わるため、治験で確認できることには限界があります。そこで、実際に使われていく中でデータを集める必要があるのです。

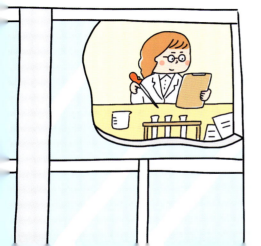

11 よりよい薬にするため、研究は続く

研究者は伝えられた情報をもとに、より効き目・安全性の高い薬になるように、改良をしていきます。

③ ジェネリック医薬品ってどんな薬？

薬はどうやってつくられる？

新しくつくられた薬（新薬）と同じ有効成分を、同じ量使ってつくられたものがジェネリック医薬品です。

新薬の研究を生かしてつくられる

新薬開発で行われた研究をもとに、ジェネリック医薬品の開発が始まります。販売は、新薬をつくった人や会社の権利を守るために、一定期間が過ぎたのちに行われます。

ジェネリック医薬品がつくられるのは、処方せん*をもらって購入する「医療用医薬品」のみだよ。

1 開発
形や味、大きさなどは新薬から変更することができるので、新たに安全性や効き目の研究が行われます。

2 国の審査
新薬をつくるときと同じように、国の審査を受けます。ここで認められると、ジェネリック医薬品として販売されるようになります。

ジェネリック医薬品完成！

2 国の審査

1 開発

ジェネリック医薬品開発開始

新薬の完成！

新薬の研究をもとに開発されるジェネリック医薬品は、開発にかかる時間や手間、費用がおさえられているため、新薬より安い金額で販売されています。

4 国の審査

3 治験

新薬の開発開始

2 基礎研究

1 有効成分を探す

＊医師が患者さんのために選んだ薬を記した書類。

比べてみよう！ 新薬とジェネリック医薬品

新薬		ジェネリック医薬品
9〜16年	開発時間	3〜4年
数百億〜1千4百億円	開発費用	約1億円
−	販売価格	新薬より3〜4割くらい安い
研究やさまざまな試験・審査を通ったもの	有効成分	新薬と同じものを同じ量使用 →効き目・安全性は新薬と同じ
−	形・色・味など	新薬と異なることもある

形や色、味が変わるのはなぜ？

　効き目や安全性に影響のない、薬をかためたり色をつけたりする添加物は、より飲みやすい形にしたり、コーティングをして苦味をおさえたりするために、新薬から変更することができます。そのため、新薬発売後に開発された新しい技術なども使いながら、よりよい薬を目指して、形や色、味などを変えることがあるのです。

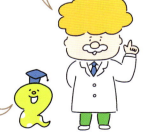

ジェネリック医薬品を使える場合は、薬局で処方せんを提出するときに、薬剤師から新薬とジェネリック医薬品のどちらがいいか聞かれるので、自分で選べるよ。

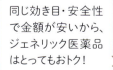

同じ効き目・安全性で金額が安いから、ジェネリック医薬品はとってもおトク！

③ 薬はどうやってつくられる？

3 薬はどうやってつくられる？

薬の歴史

人びとは大昔から病気やケガを治す薬を探してきました。その中で、たくさんの薬がつくられ、たくさんの命が救われてきました。

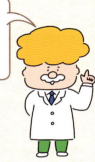

薬の歴史の中で、特に大きなできごとを紹介するよ。

紀元前400年ごろ

ギリシャの医師ヒポクラテス、病気を魔術や信仰などと切り離し、「医術」という分野をつくる。病人の看護、医者の態度と哲学について、現代まで続く道徳規範をまとめる。

ヒポクラテスは「医学の父」と呼ばれているよ。

100年ごろ*

- ローマの軍医ディオスコリデス、薬の専門書『薬物誌（マテリア・メディカ）』を刊行。
- 中国で『神農本草経』が書かれる。中国の医学をまとめたもの。

ガレノスの著作は、その後1000年以上にわたり、大きな影響を与えたんだ。

200年ごろ

ローマで活躍した医師ガレノス、ヒポクラテスの研究を発展させ、膨大な書籍を執筆し、人体の構造や働き、病気やケガの治療、薬草などについてまとめる。

紀元前〜500年ごろ

古代では、体に悪い霊がとりつくと病気になると考えられており、病気になると、呪文やおいのりなどをしながら薬を使って霊を追いはらおうとしていました。当時の薬は、植物や鉱物で、その効き目や使い方をまとめた本がいくつも出されました。

ヒポクラテスは、400種類以上の薬草を使い分けたといわれている。

＊「紀元前」とついていない年については、すべて紀元後を表しています。

③ 薬はどうやってつくられる?

薬草の絵がボタニカルアートの起源

文房具や食器、洋服など、さまざまなグッズに使われているリアルな植物のイラストのことを「ボタニカルアート」といいます。じつは、もともと薬草などの植物を詳細に描いて記録したものでした。

15〜16世紀のヨーロッパは「大航海時代」といって、新たな大陸を求めて帆船で海へくり出した時代。そうしてたどり着いたアジアやアメリカ大陸で、目新しい植物を自分の国の人たちに伝えるために記録として描かれたのが、ボタニカルアートの始まりです。それが、そのうちに見て楽しむ芸術に発展し、現代では日常生活のさまざまなデザインに使われるようになったのです。

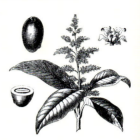

1800年代後半の
ボタニカルアート

Morphart Creation / Shutterstock.com

1628年

イギリスの医師ハーヴェー、どのように心臓が血液を体中に送りこむのかという証拠にもとづいて、初めて血液の循環を科学的に立証。

次のページに続く

1543年

ベルギーの医師ヴェサリウス、自分で人体の解剖をし、正確なデッサンをして、わかったことをまとめ、『人体の構造』を刊行。

500〜1700年ごろ

ガレノスの著作が大きな影響力をもち、ヴェサリウスが実際に解剖を行って人体のしくみを伝えるまで、医療の進歩はほとんどありませんでした。不老不死の薬を発明しようとする錬金術が栄えた時期でもあり、その中で、「薬剤師」や「薬局」が誕生しました。

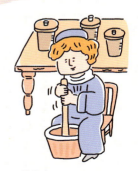

薬剤師は、何種類もの薬草や鉱物などをすりつぶし、混ぜ合わせて薬をつくった。

③ 薬はどうやってつくられる？

薬の歴史

1700～1945年ごろ

科学が発達し、医療の研究が急速に進んだのがこの時代です。さまざまな病気の原因となる菌が発見され、予防法や治療薬が開発されました。また、植物や鉱物など天然のものではなく、化学的に、同じ効き目をもつ薬がつくられるようになりました。

> 天然痘の予防接種は「種痘法」と呼ばれるよ。

1796年
イギリスの医師ジェンナー、予防接種を発明。天然痘という伝染病を予防できるようになる（くわしくは21ページ）。

1805年
ドイツの薬剤師ゼルチュルナー、アヘンから痛み止めの成分「モルヒネ」をとり出すことに成功。

1882～84年
ドイツの医師で細菌学者のコッホ、結核菌、コレラ菌を発見。

> ジェンナーの種痘法を「ワクチン」と名づけ、他の病気に応用できないか研究したんだ。

1885年
フランスの微生物学者パスツール、狂犬病ワクチンを開発。

> 破傷風の免疫ができた動物の血液を人に注射すると、その人にも免疫ができるという「血清療法」を開発したんだ。

1890年
日本の医学者の北里柴三郎、破傷風という病気を引き起こす、細菌が出す毒と、その毒をなくす物質を発見。

1894年
日本の化学者の高峰譲吉、消化酵素を使った胃腸薬「タカジアスターゼ」を開発。
画像提供：第一三共株式会社

1897年
ドイツの科学者のホフマン、世界で初めて化学的に薬の成分をつくることに成功。

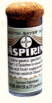

ホフマンがつくったのは、やなぎに含まれる痛み止めの成分。「アスピリン」として発売された。
画像提供：バイエル薬品株式会社

> 消化酵素は、もともと体内にあり、食べ物を消化するときに働く物質だよ。

③ 薬はどうやってつくられる?

> 抗体医薬品は、体がもともともっている、異物を除去するときに活躍する「抗体」を人工的につくったものだよ。

> 健康な細胞まで傷つけることがないため、患者さんにかける負担が少なく、今後の活躍が期待される薬だよ(くわしくは3巻72ページ)。

1986年
アメリカで初めて抗体医薬品の販売が許可される。

2001年
アメリカで初めて、がんの原因であるがん細胞のみをねらって攻撃する「分子標的薬」の販売が許可される。

1982年
アメリカで、糖尿病の治療に役立つ成分「インスリン」を、遺伝子組みかえにより大量生産することに成功。世界初のバイオ医薬品として販売される。

> バイオ医薬品は、たんぱく質やほ乳類の細胞などからつくられる薬のこと。

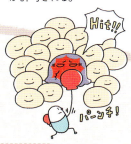

1943年
アメリカの微生物学者ワクスマンとシャッツ、結核菌をやっつける「ストレプトマイシン」を発見。

> ストレプトマイシンも抗生物質だよ。

1945年〜現代

科学、医療がさらに進化し、遺伝子を組みかえて薬をつくるなど、薬の材料、つくり方もさまざまになりました。ただ、まだ治すことのできない病気がたくさんあるのも事実。薬の歴史は、まだまだ続いていくのです。

1928年
イギリスの細菌学者フレミング、アオカビの出す物質が細菌をやっつけることを発見。この物質を「ペニシリン」と名づける(くわしくは66ページ)。

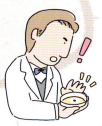

> 微生物の出す、細菌をやっつける物質を「抗生物質」というよ。この発見で、さまざまな伝染病を治せるようになったんだ。

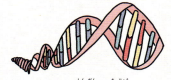

遺伝子の情報を診断や治療、薬の開発に生かす試みも始まっている。

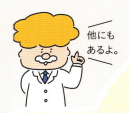
他にもあるよ。

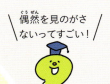
偶然を見のがさないってすごい！

COLUMN
偶然の発見から生まれた薬

薬には研究だけではなく、思いがけない発見からつくられたものも多くあります。いくつか例を見てみましょう。

CASE 1　世紀の大発見は「カビ」がきっかけ!?

　フレミング（65ページ）がペニシリンを発見したのは、実験していたブドウ球菌の容器にたまたまカビが生えたことがきっかけでした。フレミングは、容器の中でカビの周りだけブドウ球菌がとけているのを見つけ、そこから「カビが細菌をやっつける物質を放出しているのでは」とひらめいたのです。

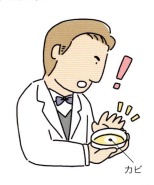
カビ

CASE 2　化学兵器によって開かれた、命を救う薬への道

　20世紀前半、化学兵器としてつくられた「マスタードガス」という毒ガスの被害者を診察した医師が、このガスが血液中の細胞である白血球を破壊していることに気づきました。その発見をもとに、白血球が異常に増加する血液のがんの治療薬がつくられました。これは世界で初めてのがんの治療薬となり、他のがんの薬も、この薬をモデルに次々とつくられていきました。

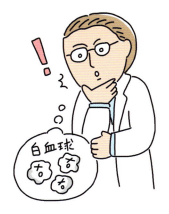

栄養ドリンク

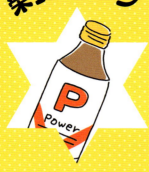

サプリメント

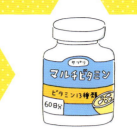

PART
4

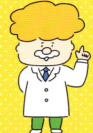

薬と同じように使える？

ハンドクリーム

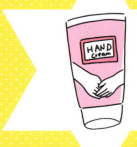

化粧品(けしょうひん)

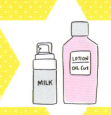

医薬部外品

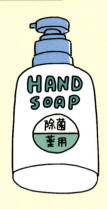
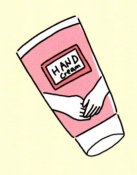
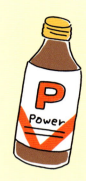

薬ではないので同じ

左のページにあるのは病気の予防に使う「医薬部外品」、
右のページは、健康を保つために使われる「健康食品」です。
両方とも薬ではないので、病気の治療には使用できません。

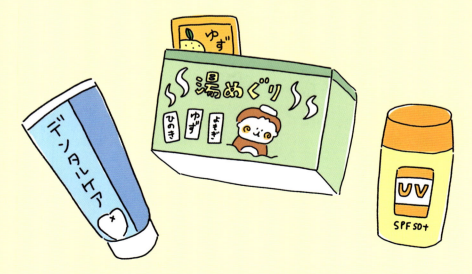

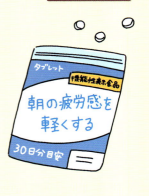

健康食品

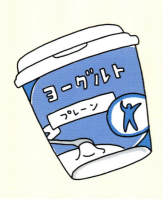
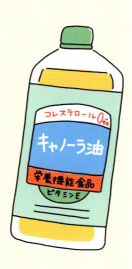

ようには使えません

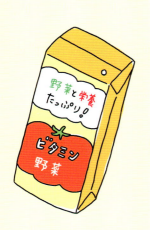
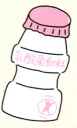
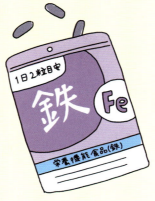
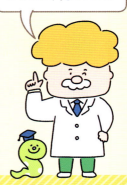

医薬部外品、健康食品、それぞれどんなものなのか、見ていこう!

4 医薬部外品ってどんなもの？

薬と同じように使える？

「医薬部外品」はせっけんや歯みがき粉など、病気の予防や美容のために使うものです。上手に使って、健康を保つのに役立てましょう。

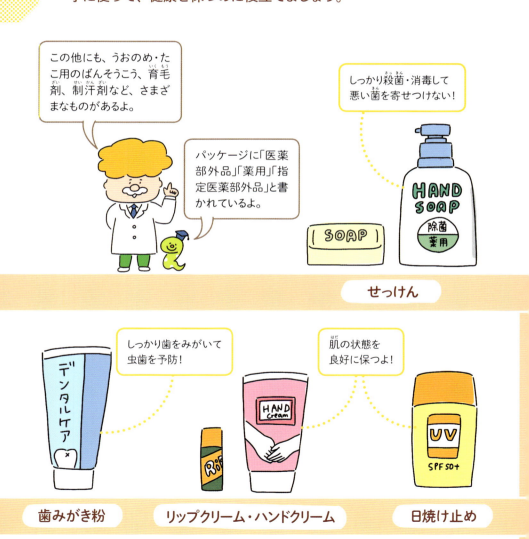

この他にも、うおのめ・たこ用のばんそうこう、育毛剤、制汗剤など、さまざまなものがあるよ。

パッケージに「医薬部外品」「薬用」「指定医薬部外品」と書かれているよ。

しっかり殺菌・消毒して悪い菌を寄せつけない！

せっけん

しっかり歯をみがいて虫歯を予防！

肌の状態を良好に保つよ！

歯みがき粉　　リップクリーム・ハンドクリーム　　日焼け止め

薬よりも効き目がおだやか

医薬部外品は、国によって効き目が認められた有効成分が入っていますが、医薬品よりも効き目がおだやかで、病気を治療する働きはありません。また、似たようなものでも、医薬品だったり、どちらでもなかったりするので、よく確かめて安全に使いましょう。

4 薬と同じように使える?

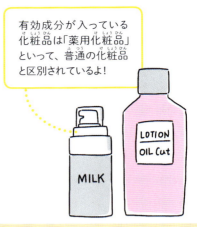

有効成分が入っている化粧品は「薬用化粧品」といって、普通の化粧品と区別されているよ！

化粧水・乳液

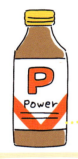

「医薬品」や「健康食品」に分類されているものもあるから、パッケージをよくチェックしよう！

栄養ドリンク

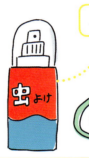

虫さされの予防！

虫よけスプレー・蚊取り線香

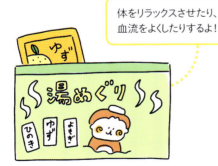

体をリラックスさせたり、血流をよくしたりするよ！

入浴剤

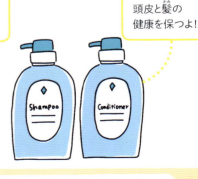

頭皮と髪の健康を保つよ！

シャンプー・コンディショナー

健康食品ってどんなもの？

④ 薬と同じように使える？

スーパーやドラッグストアなどで、さまざまな健康食品が売られていますが、栄養バランスのよい食事、適度な運動、十分な睡眠ができれば、使う必要はありません。

食べただけでは健康にならない

一般的に健康を保つのに役立つとされるものが健康食品と呼ばれています。健康食品はあくまでも補助的に使うものであり、健康を保つための基本は、規則正しい生活です。それができていないと、いくら健康食品を食べても健康ではいられません。また、薬のように効き目や安全性について厳しくチェックされていないため*、むやみに使うのは危険です。

サプリメントも、栄養を補うのに使う健康食品だよ。見た目は薬みたいだけど、じつは全然ちがうんだ。どんなふうにちがうのか、比べてみよう。

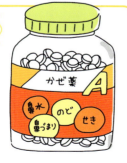

薬は……

- 何のために使う？→治療
- 効き目や安全性は？
  →基礎研究・治験などの厳しい試験を通り、国によって認められている

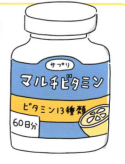

サプリメントは……

- 何のために使う？→健康を保つ
- 効き目や安全性は？
  →企業内で研究開発されており、十分に試験されているとはいえないものもある

＊なかには、国が効き目や安全性を認めている健康食品もあります（くわしくは74〜75ページ）。

栄養バランスのよい食事って？

「食べ物で健康になりたい！」と思ったら、健康食品に頼るのではなく、日々の食事を見直すようにしましょう。

例えば栄養バランスのよい食事って、こんなもの！

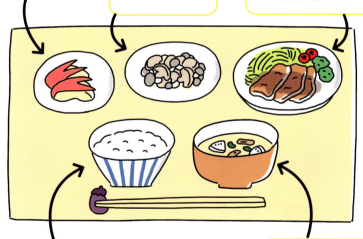

飲み物や果物　1品
- 牛乳　・お茶
- ヨーグルト　・バナナ
など

副菜　1〜2品
- 野菜サラダ
- きのこのソテー
- 粉ふきいも
- ひじきの煮物
など、野菜やいも、海藻を使ったもの

主菜　1品
- ハンバーグ　・焼き魚
- マーボー豆腐　・オムレツ
など、肉、魚、卵、大豆や大豆製品を使ったもの

主食　1品
- ごはん　・食パン
- うどん
など、米やパン、めん類

ごはん、汁物とおかず2〜3品に、飲み物や果物をつけた食事がベストだよ！　食材もかたよらないように選ぼう。

副菜（汁物）　1品
- 野菜スープ
- コーンスープ
- けんちん汁
など、具だくさんのもの

参考：『家庭料理技能検定 公式ガイド4級』家庭料理技能検定専門委員会編　女子栄養大学出版部発行　2017年

医薬品、医薬部外品、健康食品早見表

それぞれのちがいを見てみましょう。用途や使う人の対象、効き目や安全性など、どれも異なるので、そのちがいを理解して使い分けることが大切です。

種類	医薬品 通称「薬機法*1」と呼ばれる法律でどのようなものであるか定められている	医薬部外品	特定保健用食品
用途	病気の治療、予防、診断	病気の予防、治療の補助、日常を快適に過ごす	健康を保つ
対象	病人	病人、健康な人	
効き目や働き・安全性	●国によって認められている ●厚生労働大臣の承認あり ●効き目の強い医療用医薬品とOTC医薬品に分けられる（くわしくは2巻参照）	●国によって認められている ●厚生労働大臣の承認、あるいは特定の品目については都道府県知事の承認あり ●医薬品よりも効き目がおだやか	●国によって認められている ●消費者庁長官の承認あり
パッケージの表示	「要指導医薬品」「第1類医薬品」「第2類医薬品」「第2類医薬品」「第3類医薬品」 ※ 医療用医薬品は特に表示はなし	「医薬部外品」「薬用」「指定医薬部外品」	「おなかの調子をととのえます」など、国に認められた働き 消費者庁許可*2 特定保健用食品
例			

*1 医薬品、医療機器等の品質、有効性及び安全性の確保等に関する法律
*2 出典：消費者庁ウェブサイト(http://www.caa.go.jp/foods/pdf/foods_index_4_161013_0001.pdf)2017年9月20日閲覧

4 薬と同じように使える?

> 健康食品は、基本的には使わなくてもだいじょうぶなはずだけど、どうしても使いたいときは、薬剤師に相談しよう。

健康食品		健康を保つために使われる食品全般のことで、法律でどのようなものであるか定められているわけではない	
保健機能食品		国が食品の働きについて商品に表示を認めているもの	いわゆる健康食品 国が食品の働きについて商品への表示を認めていないもの
栄養機能食品	機能性表示食品		
1日に必要な栄養成分を補う	健康を保つ		健康を保つ 栄養成分を補う
	食生活などが原因で生活習慣病になる可能性がある人		
● 国によって認められている ● 国が定めた一定の基準量の栄養成分を使っている	● 事業者によって認められている ● 科学的根拠に関する情報が販売前に消費者庁長官に届け出されているが、特定保健用食品のような個別の承認はない		● 科学的根拠があるとは限らない
「栄養機能食品(○○)」 ※( )内は栄養成分の名称	「機能性表示食品」と「□□が含まれるので、△△の機能があります」など、働きの説明		「栄養補助食品」 「健康補助食品」 「栄養調整食品」など

索引

 あ
- アスピリン ……………………………… 64
- 安全性試験 ……………………………… 56
- 医薬品 …………………………………… 74
- 医薬部外品 ……………………………… 68〜71、74
- 医療用医薬品 …………………………… 60、74
- インスリン ……………………………… 65
- ヴェサリウス …………………………… 63
- 栄養機能食品 …………………………… 75
- 栄養調整食品 …………………………… 75
- 栄養バランス …………………………… 17、73
- 栄養不足 ………………………………… 23、27
- 栄養補助食品 …………………………… 75
- OTC医薬品 ……………………………… 74

か
- 外用液剤 ………………………………… 33〜34
- 外用剤 …………………………………… 35〜37、48〜49
- 風邪 ……………………………………… 18
- カプセル剤 ……………………………… 33〜34、39〜40、42、44〜45、47、50
- 花粉症 …………………………………… 22、25
- 顆粒剤 …………………………………… 32、34、39〜40、42、47
- ガレノス ………………………………… 62
- 基礎研究 ………………………………… 52〜53、56、60
- 北里柴三郎 ……………………………… 64
- 機能性表示食品 ………………………… 75
- 吸入剤 …………………………………… 32、34
- 薬のルート ……………………………… 36
- 国の審査 ………………………………… 52〜53、58、60
- クリーム ………………………………… 49
- 血清療法 ………………………………… 64
- 原因療法 ………………………………… 19
- 健康食品 ………………………………… 68〜69、72〜75

健康補助食品	75
口腔内崩壊錠	41
抗生物質	65
コッホ	64
粉薬	32、34、39〜40、42、46

さ

坐剤	32、35、50
サプリメント	72
散剤	32、34
ジェネリック医薬品	53、60〜61
ジェンナー	21、64
自然治癒力	14〜19
指定医薬部外品	70、74
指定第2類医薬品（第②類医薬品）	74
シャッツ	65
錠剤	33〜34、39〜40、42、45、47、50
症状	28
処方せん	60〜61
シロップ剤	32、34、39、43、46
人体実験	57
新薬	60〜61
新薬開発	52〜53、60〜61
生理痛	23、25
ゼルチュルナー	64
セルフケア	6〜7
セルフメディケーション	7〜9
造影剤	20

た

第1類医薬品	74
第3類医薬品	74
対症療法	19

第２類医薬品	74
第②類医薬品（指定第２類医薬品）	74
高峰譲吉	64
治験	52〜53、57、60
チュアブル錠	41
中耳炎	18
注射剤	32、35〜37
貼付剤	33〜34
鎮痛剤	29
ディオスコリデス	62
テープ剤	49
添加物	32、61
点眼剤	33〜34
点耳剤	33〜34
天然痘	21、64
点鼻剤	33〜34
糖衣錠	39
特定保健用食品	74
塗布剤	33〜34
ドライシロップ剤	32、34、40、43、47
トローチ剤	32、34

な

内用液剤	32、34、39、43、46
内用剤	35〜47
軟膏	49
ぬり薬	33〜35、49〜50
飲み薬	35
乗り物酔い	23、25

は

ハーヴェー	63
パスツール	64
パップ剤	49

はり薬	33〜34、49
ヒポクラテス	62
病原体	15、18、20
副作用	56
物性試験	56
フレミング	65〜66
ペニシリン	65〜66
保健機能食品	74〜75
ホフマン	64

ま

| 目薬 | 33〜34 |
| 免疫 | 20〜21、64 |

や

薬剤師	8〜9、27、63
薬草	62〜63
薬物動態試験	56
薬用	70、74
薬用化粧品	71
薬機法	74
薬局	63
薬効薬理試験	56
有効成分	52〜55、60〜61、71
要指導医薬品	74

ら

| ローション | 49 |

わ

| ワクスマン | 65 |
| ワクチン | 20〜21、64 |

監修／一般社団法人 日本くすり教育研究所　加藤 哲太

1947年、岐阜県生まれ。岐阜薬科大学卒、薬学博士。元東京薬科大学薬学部教授。一般社団法人 日本くすり教育研究所 代表理事。小・中・高等学校において、薬の正しい使い方やたばこの害、薬物乱用防止、アンチドーピングに関する講義や体験実習などを行い、青少年の薬教育の拡大を目指している。おもな著書・監修書に『今日からモノ知りシリーズ トコトンやさしい薬の本』（日刊工業新聞社）、『徹底図解でわかりやすい！　本当に効く薬の飲み方・使い方』（実業之日本社）などがある。
一般社団法人 日本くすり教育研究所　http://jide.jp/

編著／WILL こども知育研究所

幼児・児童向けの知育教材・書籍の企画・開発・編集を行う。2002年よりアフガニスタン難民の教育支援活動に参加、2011年3月11日の東日本大震災後は、被災保育所の支援活動を継続的に行っている。主な編著に『医療・福祉の仕事 見る知るシリーズ』（保育社）、『ビジュアル食べもの大図鑑』、『やさしく わかる びょうきの えほん』全5巻（金の星社）など。

？（ギモン）を！（かいけつ）くすりの教室①

くすりってなに？

2018年1月5日発行　第1版第1刷©

監　修	加藤 哲太
編　著	WILL こども知育研究所
発行者	長谷川 素美
発行所	株式会社保育社 〒532-0003 大阪市淀川区宮原3-4-30 ニッセイ新大阪ビル16F TEL 06-6398-5151 FAX 06-6398-5157 http://www.hoikusha.co.jp/
企画制作	株式会社メディカ出版 TEL 06-6398-5048（編集） http://www.medica.co.jp/
編集担当	中島亜衣／栗本安津子
編集協力	株式会社ウィル （中越咲子／清水理絵／姉川直保子）
装　幀	梅井靖子（フレーズ）
イラスト	高村あゆみ／やまおかゆか
印刷・製本	株式会社シナノ パブリッシング プレス

本書の内容を無断で複製・複写・放送・データ配信などをすることは、著作権法上の例外をのぞき、著作権侵害になります。

ISBN978-4-586-08588-0　　Printed and bound in Japan
乱丁・落丁がありましたら、お取り替えいたします。